LAS CINCO LEYES BIOLÓGICAS DE LA NATURALEZA

La Nueva Medicina

Referencia para el escritorio

Copyright © 2018 Björn Eybl
Todos los derechos reservados

Séptima edición (en alemán) revisada y ampliada

Traducido del alemán por
Antonio Toro Durán y Guillermo Romero-Früh

Diseño de portada por Kristen Albert

ISBN-13: 978-1948909-16-7
ISBN-10: 19748909-16-2

Número de la Biblioteca del Congreso: 2018900188

Publicado por Thirty-Three & 1/ॐ Publishing

Impreso y encuadernado en los Estados Unidos de América.

UNA NUEVA MEDICINA
LAS CINCO LEYES BIOLÓGICAS
DE LA NATURALEZA

Introducción a las
Raíces psíquicas
de las enfermedades

Björn Eybl

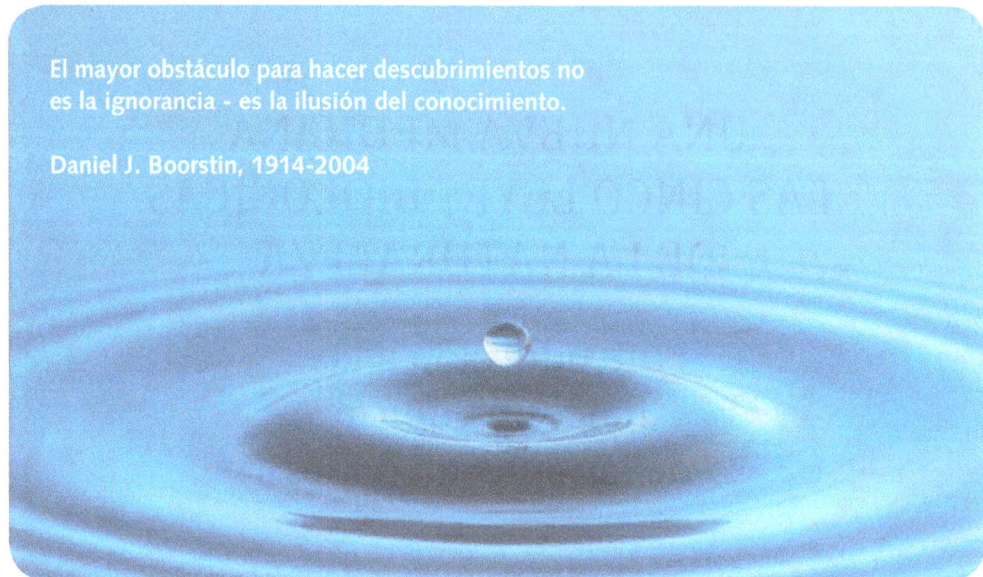

El mayor obstáculo para hacer descubrimientos no es la ignorancia - es la ilusión del conocimiento.

Daniel J. Boorstin, 1914-2004

Introducción

Estimado Lector: Algunas cosas que usted leerá aquí le parecerán dudosas. Eso es correcto. Las relaciones descritas aquí las descubrí hace más de 14 años y al principio tampoco podía creer todo.

Afortunadamente no es necesario creer en la Nueva Medicina, sino que uno mismo puede comprobarla en su propio cuerpo. Por ejemplo, cuando me he resfriado y luego me doy cuenta de que poco antes de resfriarme había algo que "me apestaba". El creer se convierte poco a poco en saber.

Las 5 Leyes Naturales Biológicas dan acceso a una perspectiva totalmente nueva sobre la salud y las enfermedades.

Tras nosotros está la medicina convencional, ante nosotros está la Naturaleza en todo su resplandor y belleza combinada estrechamente con la Nueva Medicina de manera científicamente lógica y no obstante infinitamente humana.

El hecho de que la medicina convencional ha tenido que darse por derrotada en su propio campo de acción a base de argumentos lógicos es una ironía del destino.

Con las 5 Leyes Naturales Biológicas es posible explicar claramente las enfermedades (incluso las psicosis) pudiendo comprobarse su veracidad en cualquier paciente y contrariamente a la medicina convencional no necesita de hipótesis (suposiciones no comprobadas).

Schmidsberger, un conocido perdiodista en temas médicos, lo dice claramente: "¡Si el Dr. Hamer tiene razón, los libros de la medicina convencional no tienen más valor que el papel en que están escritos!"

La intención de esta breve información es explicar las 5 Leyes Naturales Biológicas a las personas no médicas.

Aunque hablaremos principalmente del cáncer, las 5 Leyes Naturales Biológicas describen también las causas y desarrollos de casi todas las enfermedades.

Estas leyes tiene efecto independientemente de si las conocemos o no, independientemente de si creemos en ellas o no. Ellas rigen tanto para los animales como para los seres humanos y en una forma diferente también para las plantas. La única restricción se refiere a lesiones, intoxicaciones (flúor, yodo, venenos de vacunas, Coca-Cola, endulzantes artificiales y otros) y a enfermedades carenciales (por ejemplo, escorbuto por falta de vitamina C).

El descubridor

El Dr. med. Mag. theol. Ryke Geerd Hamer nació en 1935. Estudió medicina, física y teología y a partir de 1972 trabajó como especialista en medicina interna en la Clínica Universitaria de Tuebingen, Alemania, donde trató muchos año a pacientes cancerosos.

Su renombre se basa además en sus inventos medicinales patentados:

El Dr. Hamer inventó un bisturí que permitía llevar a cabo operaciones plásticas prácticamente sin causar sangrados, el llamado "bisturí de Hamer", una sierra especial para huesos y muchos otros inventos más.

En 1976 dicidió junto con su familia de 6 personas, instalar su consulta en Italia (su esposa era también doctora). El Dr. Hamer tenía planeado tratar en su consulta a la gente pobre.

Y todo funcionó según lo planeado hasta que una desgracia muy trágica conmocionó a la familia en 1978. Durante un viaje en barco en Córsega, el embriagado Príncipe Emanuel von Savoyen hirió a su querido hijo Dirk disparándole una bala.

La tomografía computarizada (TC) = Estratigrafía: Son imágenes radiográficas del cerebro en varios planos paralelos. La TC estándar suministra más o menos 30 "cortes" radiográficos del cerebro.

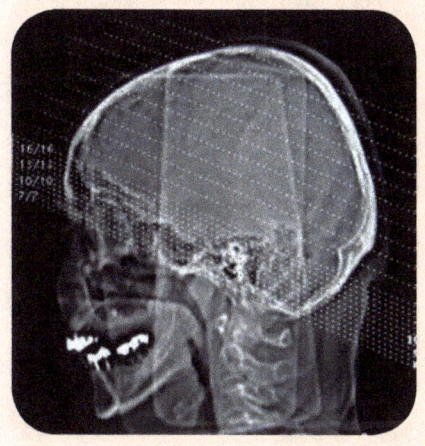

Después de 18 operaciones de emergencia falleció Dirk en los brazos de su padre. Tres meses después el Dr. Hamer se enfermó de cáncer a los testículos.

Hasta esa fecha, el Dr. Hamer siempre tenía una buena salud, por eso sospechó que su enfermedad podría estar relacionada con la pérdida de su hijo.

Él quiso aclarar esta pregunta después de su curación. En ese entonces él trabajaba como médico jefe en la Clínica de Cáncer de Munich y empezó a consultar a sus pacientes si antes de enfermarse habrían tenido algún traumatismo. ¡Y realmente todos lo habían tenido! - Sin excepción, todos los pacientes examinados relataron de un acontecimiento de este tipo.

Después que el Dr. Hamer puso en discusión su descubrimiento ante los otros médicos, se le dió a elegir entre abandonar la clínica o bien „renunciar de esa idea".

El Dr. Hamer no quiso renunciar y continuó perseverantemente investigando día y noche. Poco después de abandonar la clínica pudo formular la primera Ley Natural: La REGLA FÉRREA del CÁNCER".

De los 200 pacientes que examinó al principio llegaron a ser actualmente más de 60.000 casos que analizó y evaluó y en ninguno de ellos hubo una excepción.

Mucho tiempo antes ya se sospechaba que los traumatismos en la vida de una persona podían causar cáncer. Ahora, por primera vez se comprobó científicamente esta suposición.

Hasta el año 2004, el Dr. Hamer llamaba a su descubrimiento la "Nueva Medicina". Ahora usa él la denominación registrada "Germanische Neue Medizin® o bien "Germanische Heilkunde®" (Nueva Medicina Alemana o bien Medicina Alemana).

Debido a que estos nombres están protegidos por los derechos de autor del Dr. Hamer, yo hablo aquí de las 5 Leyes Naturales Biológicas o bien de la Nueva Medicina.

El 2 de Julio de 2017 falleció el Dr. Hamer en Noruega, su país de exilio. Y fue sepultado en Erlangen (Alemania), según su deseo. Aquí había conocido a su señora y pasó sus años más felices.

1. LEY NATURAL BIOLÓGICA[1]
El Conflicto

1. **Criterio:** Toda enfermedad, llamada a partir de ahora Programa Especial Biológico Significativo (SBS), empieza con un grave conflicto causado por un acontecimiento altamente dramático y aislador en tres niveles simultáneamente: psiquis, cerebro y órgano.
2. **Criterio:** El contenido del conflicto, vale decir la forma de sentir durante el shock determina en cual la parte del cerebro y en cual órgano se ha manifestado un SBS.
3. **Criterio:** El conflicto se manifiesta sincrónicamente en los tres niveles: la psique, cerebro y órgano.

Y el shock del conflicto pilla a la persona totalmente desprevenida. Cuando los criterios anteriormente mencionados se cumplen, hablamos de un Conflicto Biológico o simplemente de un Conflicto, que ha tenido una persona.

Conflictos pequeños causan enfermedades inofensivas y los conflictos mayores causan enfermedades graves.

Según mi experiencia, es posible que las preocupaciones y dificultades cotidianas se compriman causando conflictos biológicos. He aquí algunas frases típicas: "¡Esto se pasó de la raya!" "¡Esto me tiene harto!" "¡No puedo más!"

Ciertamente que los conflictos biológicos se caracterizan por llegar en un momento inesperado y por sus consecuencias. El desafío es de carácter personal y uno está solo en ese momento. Uno no puede o no quiere "sacarse ese peso del alma" (aislamiento). En este momento no podemos utilizar nuestro entendimiento ni nuestra lógica. Nosotros sentimos sólo un shock. Eso es suficiente y sólo éso es lo que cuenta. En el mismo momento en que tiene lugar el acontecimiento se inicia un determinado Programa Especial Biológico Significativo (SBS) que cambia nuestra psique, nuestro cerebro y el órgano correspondiente. El contenido del conflicto determina la parte del cerebro y el órgano afectados.

Un ejemplo práctico:

Una mujer platica con la vecina en la acera y de la mano tiene a su hijita de 4 años. La niña ve a una amiguita jugando al otro lado de la calle. De súbito se suelta de la mano de la madre y corre hacia la calle. La madre escucha el frenado de un coche y ve en el próximo momento a su hija inmóvil sobre el asfalto.

Exactamente en este segundo se produce el shock. Ha sido un impacto que la pilló

El Foco de Hamer

El grave shock causado por el conflicto deja claras señales en el cerebro.

Esas formaciones esféricas se ven como discos en la TC del cerebro.

Los opositores del Dr. Hamer llaman a esos discos "Focos curiosos de Hamer". El nombre definitivo que ha quedado hasta ahora es Foco de Hamer (FH).

Las flechas rojas marcan un foco activo recidivo en el cerebelo derecho afectando a las glándulas mamarias del pecho izquierdo (conflicto de preocupación madre/hija).

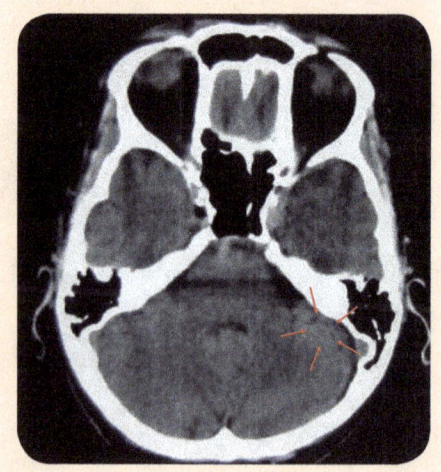

---

[1] Explicación breve y sencilla del CÁNCER y de todas las así llamadas ENFERMEDADES, por Dr. med. Mag. theol. Ryke Geerd Hamer, pág. 28 ss, Editorial Amici di Dirk 2004, ISBN 84-96127-13-3

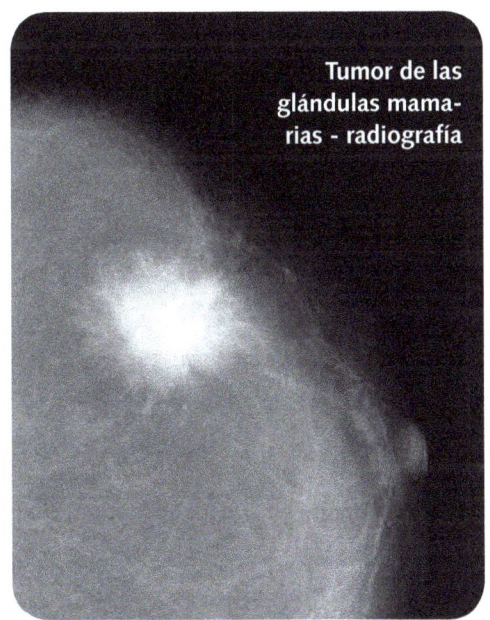

Tumor de las glándulas mamarias - radiografía

completamente desprevenida. Esto ocurre sorpresivamente y la situación es dramática.
Es un conflicto típico. A partir de este momento comienza en la joven madre un SBS. Se trata en este caso de un "conflicto de preocupación madre/hija"
Continuemos con el ejemplo: La niña está herida gravemente y la madre la acompaña al hospital. Después de la operación el estado de la niña es crítico y los médicos no saben si ella va a sobrevivir.
La mujer ha sufrido un conflicto biológico y se encuentra en la "fase de conflicto activo", llamada también fase fría.
Ahora han cambiado su psiquis, cerebro y órgano:

La psique
Estrés permanente. La mujer piensa día y noche en su hijita (= obsesión)
Duerme muy poco y mal, no tiene apetito, baja de peso y tiene las manos y pies fríos.

El Cerebro
A partir del momento en que ocurrió el conflicto vemos en su cerebelo un "Foco de Hamer" exactamente en el centro de las glándulas mamarias.

El órgano
En el tejido de los pechos aumenta su metabolismo y las células comienzan a dividirse = cáncer de mama.
A primera vista ésto puede ser poco razonable. Pero ésto cambia si contemplamos la situación desde el punto de vista biológico.

El lugar en que se encuentra el Foco de Hamer indica exactamente cual órgano está afectado.
Además es posible reconocer si el conflicto está aún activo (bordes nítidamente delineados) o bien si el paciente ya se encuentra en la fase de reparación (los bordes están difusos debido a la acumulación de agua = edema). Estos Focos de Hamer podrían denominarse también como la "huella dactilar del alma". Ellos constituyen la prueba viviente de que la psiquis controla todos los órganos a través del cerebro.
En la imagen de la TC se observan dos FHs con bordes nítidos (relé para la laringe y bronquios), lo que significa que los conflictos aún están activos, es decir que aún no están solucionados.

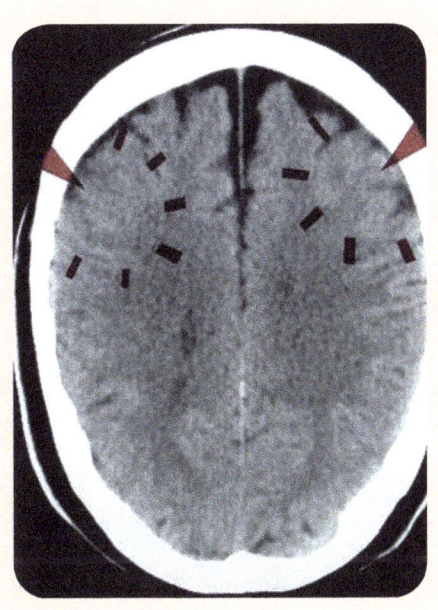

Una situación similar en el reino animal

Un lobo hiere al pequeño corderito de una oveja madre.

Ella moviliza todas sus reservas a fin de disponer de su pleno potencial, se encuentra bajo estrés permanente, está dispuesta a todo a fin de recuperar su corderito. La oveja madre sufre de un conflicto madre/hijo, lo cuál inicia un aumento del tejido de las glándulas mamarias. De esta forma la oveja madre tiene más leche materna para su corderito ya que éste necesita mucho alimento para curarse rápidamente.

„Tumor cerebral"

Se trata de un Foco de Hamer (FH) que tiene lugar después de solucionarse el conflicto: Los anillos de cantos nítidos ya no están visibles. El borde claro está formado por el agente contrastante acumulado. Este estadio de la reparación se denomina en la medicina convencional "tumor maligno".

Según las experiencias de la Nueva Medicina estas formaciones son inofensivas. En la medicina convencional una gran parte de los pacientes fallece por el temor y el pánico, también debido a la "terapia" (la quimio y la radioterapia).

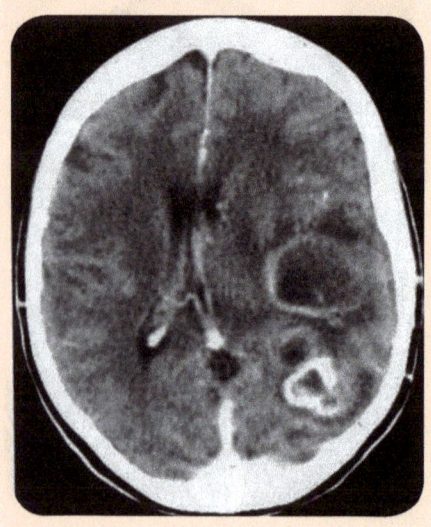

Y precisamente éste es el sentido biológico, es un don de la Naturaleza que tiene un buen sentido en los pueblos indígenas: El bebé herido (enfermo) lo necesita para curarse más rápidamente.

Pero retornemos a nuestro caso

La niña sigue en el hospital. La madre continúa estando en estrés permanente. Mientras dura el conflicto de preocupación madre/hija continúa creciendo el cáncer de mama.

Unas semanas más tarde el médico la informa: "¡Su hija ha logrado recuperarse sin daños irreversibles!"

Esta es para la madre indudablemente la noticia más maravillosa que podría imaginarse = solución de conflicto.

La fase de reparación se inicia exactamente en este momento:

Ella se alegra de la vida nuevamente y su deseo más grande es dormir día y noche, está agotadísima y tiene dolores de cabeza por el hinchamiento del cerebro. En este caso el afectado es el cerebelo. La reparación del choque causado por el conflicto tiene lugar en el cerebelo. También recobra su apetito y las manos están tibias otra vez.

Pero lo más impotante es: El tejido crecido de las glándulas mamarias (cáncer de mama) desaparece.

Si se contempla el pecho durante esta fase, podría suponerse lo contrario ya que el pecho está caliente e hinchado. Los nódulos están más grandes que nunca. ¡Pero ésos son los signos bienvenidos de la reparación! Ahora entran a trabajar las bacterias tuberculosas que absorben las células excedentes de las glándulas mamarias. - Pero este tema lo trataremos más adelante.

Con la forma de sentir durante el shock del conflicto determina el cuerpo en cuál órgano se iniciará un adecuado programa especial biológico (SBS).

Para este efecto veamos otro ejemplo

Una mujer pilla a su marido en flagrante con otra en la cama. Esto puede causar en ella diferentes sentimientos:

• por ejemplo, un „conflicto de frustración

sexual": "¿Porqué él tiene sexo con ella y no conmigo?" - El órgano afectado es: el cuello uterino
- o bien „un conflicto de desvalorización central" ("¡No puedo competir con esa joven mujer!") - El órgano afectado es: la columna lumbar
- o bien un „conflicto de temor y asco" (por ejemplo, si se trata de una prostituta), que tiene como efecto orgánico una hipoglucemia (páncreas)
- o bien un „conflicto de marcar límites de territorio" („¡Ése es mi marido y mi cama y ambos pertenecen a mi territorio!") > infección de la vejiga en la fase de reparación.
- o bien ella ya no quiere a su marido, ella misma ya tiene un amante = no hay conflicto, no hay SBS.

Cada uno de estos SBSs está ajustado "a medida" y cumple siempre una determinada función biológica.

2. LEY NATURAL BIOLÓGICA[2]
Las dos fases de las "Enfermedades"

La medicina convencional conoce el sistema nervioso involuntario formado por los dos oponentes: el nervio de actividad (el simpático) y el nervio de reposo (el parasimpático).

El **simpático** regula las funciones del cuerpo mientras está despierto (trabajo, deporte, estrés).

El **parasimpático** se encarga de las funciones durante el reposo, relajamiento y recuperación.

Cuando el ritmo día/noche es normal, ambos oponentes se alternan periódicamente, comparable con el péndulo de un reloj de pared. Ése sería el estado ideal durante el cuál nos sentimos bien y sanos (véase la gráfica en la columna izquierda).

Sin embargo, el Dr. Hamer descubrió que después de un shock de conflicto (= conflicto

---

[2] Explicación breve y sencilla del CÁNCER y de todas las así llamadas ENFERMEDADES, por el Dr. med. Mag. theol. Ryke Geerd Hamer, pág. 44 ss, Editorial Amici di Dirk 2004, ISBN 84-96127-13-3. La figura de acuerdo con el gráfico en la pág. 45.

El desarrollo de las enfermedades en lo referente a la solución del conflicto. Nuestro gráfico más importante.

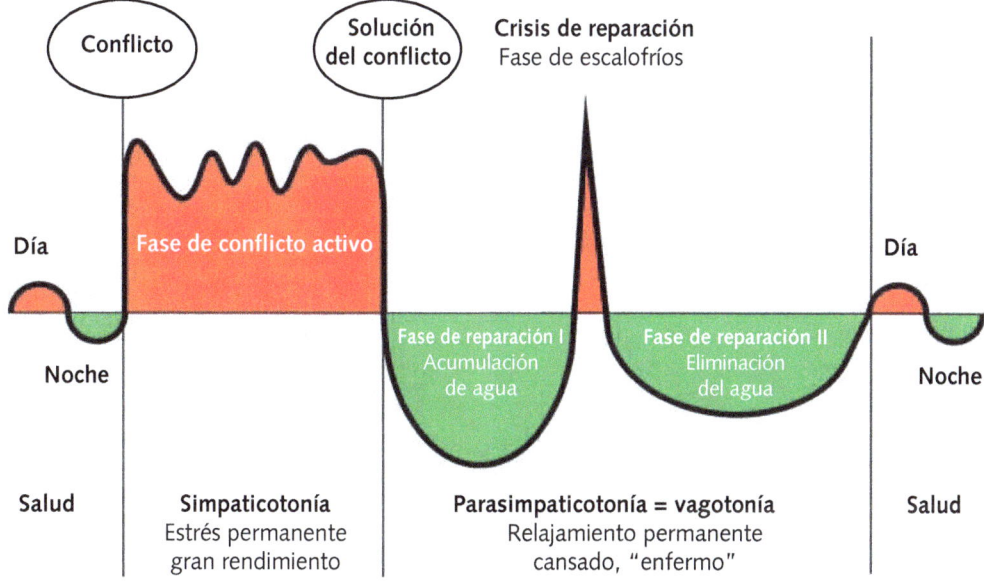

¿Persona zurda o diestra?

Para nosotros es muy importante saber si la persona es zurda o diestra. En cada uno de nosotros está determinado (ya antes del nacimiento) en el cerebro y no cambia durante toda la vida.

El test de aplauso

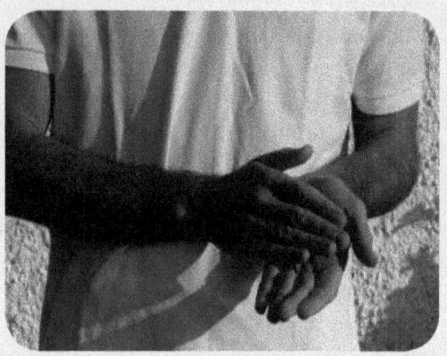

La mano derecha arriba: Persona diestra biológica

La mano izquierda arriba: Persona zurda biológica

La persona debe aplaudir observando cuál es su mano directiva. Esa mano es la que está arriba y es la que aplaude activamente.

Es posible que usted sea zurdo(a), a pesar de que hasta ahora pensaba que era diestro(a). Muchas personas tuvieron que cambiar de mano en su infancia.

La determinación si la persona es diestra o zurda es en la Nueva Medicina uno de los temas más importantes, ya que de ahí se deduce una regla muy simple.

La regla para personas diestras, independientemente si trata de un hombre o de una mujer es:

La mitad izquierda del cuerpo es el lado madre/niño (la propia madre, propios hijos o personas y animales que uno(a) quiere), la mitad derecha del cuerpo es el lado de la pareja (padre, hermano, socio de negocios, compañero(a) de vida, colegas, amistades, enemigos, parientes).

La regla para personas zurdas, independientemente del sexo, es exactamente opuesta:

Por ejemplo, si una persona diestra tiene problemas con la rodilla izquierda, el conflicto tenía que ver con la madre o con los hijos. (Si las rodillas están afectadas, se trata de un "descenso de autoestima por ser poco deportivo". - En este caso en relación con la madre o los hijos).

Si una mujer zurda sufre dolores en el hombro izquierdo, significa que ha superado un "conflicto de descenso de autoestima en relación con una pareja" (cualquier persona, excepto la madre o hijos). - Por ejemplo, el sentimiento de culpa: "¡Qué mala pareja soy!"

Regresemos a nuestro caso ejemplar: Si la mujer cuya hija tuvo el accidente es diestra, entonces ya sabemos cuál pecho está afectado: El pecho izquierdo madre/hija.

Observemos cómo lleva una madre diestra a su hijo: La cara del hijo está normalmente sobre el pecho izquierdo. - Por esta razón el SBS (programa especial biológico significativo) comienza para el pecho izquierdo.

biológico) el cuerpo cambia automáticamente a estrés permanente. Todos nosotros podemos observarlo en nosotros mismos. Ocurre una desgracia - conmoción extrema (conflicto biológico): Inmediatamente se nos enfrían las manos, perdemos el apetito, el pulso del corazón se acelera, la respiración es rápida y nuestros pensamientos dan vuelta sólo alrededor de una cosa. Ahora nos encontramos en la „fase fría", en estrés permanente, llamada fase de „**conflicto activo**". El "simpático" comanda ahora incluso durante la noche: Dormimos mal o no podemos dormir (véase el gráfico columna 2).
Recordemos a la madre con el conflicto de preocupación por su hija: Ella no sabe si su hija va a sobrevivir el accidente. Su conflicto está activo, tiene las manos frías, ha bajado de peso y prácticamente no puede dormir.

El péndulo oscila fuertemente hacia el extremo de simpaticotonía durante semanas. Ahora ella recibe la buena noticia:
"Su hija sanará completamente".
Después de recibir esta maravillosa noticia, el péndulo oscila con la misma fuerza hacia el otro extremo. La mujer cae en una grave parasimpaticotenía; la 2. fase, la **fase de reparación** ha comenzado:
Manos tibias, apetito, necesidad de dormir, fiebre, dolores de cabeza y naturalmente un pecho inflamado, hinchado. Esta fase de reparación se denomina también "fase caliente" y dura como máximo lo que dura la fase del conflicto activo.

En la mitad de la fase de reparación tiene lugar una interrupción por la **crisis de reparación** (véase el gráfico en la 3. columna
Este espacio de tiempo es la fase más crítica durante el ciclo completo. Las crisis de reparación más conocidas son la convulsión epiléptica y el ataque cardíaco.
En estos "días fríos" uno experimenta a menudo otra vez el conflicto de forma acelerada, tanto física como mentalmente. En esta crisis cambia súbitamente el rumbo retornando al estado normal.

Las acumulaciones de agua en el cerebro y en el órgano se expulsan; por eso después de esta crisis de reparación tiene lugar la así llamada "fase de mear".

Los antiguos doctores rurales conocían muy bien esta fase crítica. En estos casos pronosticaban: „ …si él sobrevive los próximos días, entonces se ha salvado."
Lamentablemente nuestros médicos convencionales prácticamente ya no tienen idea de lo que significa esta fase.

Por ejemplo, nadie puede entender porqué los ataques cardíacos siempre tienen lugar en reposo y relajamiento. Si la causa fueran las "coronarias obstruídas", como afirma la medicina convencional, los ataques deberían tener lugar durante los esfuerzos físicos (trabajo, deporte).
El ataque cardíaco es en realidad la crisis de reparación de un "conflicto de pérdida de territorio" (una jubilación no deseada, un despido, la pareja me abandonó …). El conflicto puede llegar a ser peligroso solamente si está activo por más de 9 meses y luego se soluciona.

Lo interesante de la 2a Ley Natural es el hecho de que la mayoría de los síntomas de la enfermedad tienen lugar sólo en la segunda fase, razón por la cual son en realidad síntomas de reparación (catarro, tos, infección de la vejigas, neurodermitis, etc.) que ya no requieren ser "tratados". Sin embargo, si la fase de reparación tuviera lugar con gran intensidad, es absolutamente justificado aliviar al paciente aplicando medicina natural (tés, compresas, aplicaciones de agua, et.) o medicina convencional (por ejemplo, analgésicos o antiespasmódicos).

Si es imposible solucionar un conflicto, tiene lugar un "debilitamiento" y un agotamiento. El organismo se debilita cada vez más hasta que la persona fallece.
Es mejor que el paciente por lo menos acepte coexistir con el conflicto. En otras palaberas: el conflicto está aún activo, pero el paciente acepta vivir con él (= el conflicto reduce su intensidad).

El orden de los cotiledones

Tronco cerebral y mesencéfalo Capa germinal interna (endodermo)	Cerebelo Capa germinal intermedia (mesodermo antiguo)	Sustancia blanca Capa germinal intermedia (mesodermo nuevo)	Corteza cerebral Capa germinal externa (ectodermo)
Órganos digestivos Túbulos colectores renales, alvéolos pulmonares, mucosa uterina, próstata Musculatura lisa y otras	Piel interior y piel exterior: dermis, pericardio, peritoneo, pleura pulmonar o bien pleura costal, vaina de mielina, glándulas mamarias y otras	Tejido de soporte y tejido conjuntivo: Huesos, cartílagos, alimentación de los músculos estriados, vasos sanguíneos y linfáticos, ovarios y otros	Órganos sensoriales, epidermis, coronarias, mucosas del epitelio plano, mucosas de los bronquios y laringe, esmalte dental y otros
Conflictos de presa no soportar ("presa") una cosa o no poder deshacerse de ella	Lesiones de la integridad - pringue ataque o bien conflicto de preocupación/riña o nido	Conflicto de autoestima - escasa confianza en sí mismo Dudar de la propia aptitud	Conflictos sociales - Conflictos de separación, Conflictos territoriales, conflictos de asco o de oposición y otros
Conflicto activo Aumento de función citólisis/ Tumor de adenoides	**Conflicto activo** Aumento de la función, citólisis/ tumor de adenoides	**Conflicto activo** Restricción de función, Citólisis/ Necrosis	**Conflicto activo** Restricción de función Citólisis/ úlcera
Fase de reparación Normalización de la función Citólisis	**Fase de reparación** Normsalización de la función Citólisis	**Fase de reparación** Aumento de función, citólisis	**Fase de reparación** Aumento de función, citólisis

3. LEY NATURAL BIOLÓGICA[3]
EL SISTEMA CONDICIONADO EVOLUTIVAMENTE DE LAS "ENFERMEDADES"

El Dr. Hamer observó lo siguiente: Por un lado existen formas del cáncer en que los tumores crecen durante la fase de conflicto activo y su tamaño se reduce durante la fase de reparación.

Por otro lado hay formas del cáncer en que ocurre exactamente lo contrario: la citólisis tiene lugar en la fase de conflicto activo y durante la fase de reparación tiene lugar una proliferación intensa del tejido. Es decir, son formaciones que aparecen sólo en la fase de reparación.

¿Cuál es la explicación de esta paradoja?

El Dr. Hamer encontró la solución de este enigma con la ayuda de la embriología y basándose en sus conocimientos acerca de los tres cotiledones:

En la medicina convencional se conocen los cotiledones interior, medio y exterior.

Por ejemplo, el tracto digestivo está formado por el cotiledón interior, el aparato motor por el cotiledón medio y los órganos sensoriales así como la epidermis por el cotiledón exterior. Sin embargo, el Dr. Hamer descubrió además que cada uno de estos "tipos de tejido" está controlado por una determinada región del cerebro y que según el conflicto el tejido reacciona con un **crecimiento celular** o bien con una **citólisis** (reducción celular).

Descubrió que en los "órganos del cotiledón interior" controlados por el tronco encefálico tiene lugar un crecimiento celular durante la fase de estrés y una citólisis durante la fase de reparación, exactamente como en los órganos del cotiledón medio controlados por el cerebelo.

Los órganos de los cotiledones medio y exterior controlados por el cuerpo medular del cerebro y por la corteza cerebral se

---

[3] Explicación breve y sencilla del CÁNCER y de todas las así llamadas ENFERMEDADES, por Dr. med. Mag. theol. Ryke Geerd Hamer, pág. 67 ss, Editorial Amici di Dirk 2004, ISBN 84-96127-13-3

Los diferentes comportamientos de los cotiledones a base del ejemplo del pecho

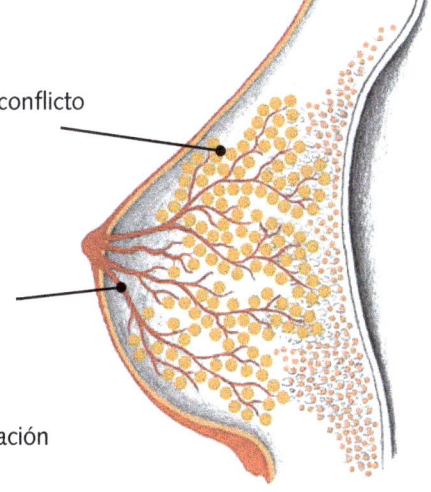

Las glándulas mamarias corresponden al cotiledón medio
> formación de células durante la actividad del conflicto
> citólisis durante la fase de reparación
Conflicto de preocupación, riña o nido

Los conductos excretores de las glándulas mamarias
corresponden al cotiledón exterior
> citólisis durante la actividad del conflicto
> formación de células durante la fase de reparación
Conflicto de separación

La figura se basa en el gráfico del Dr. Hamer, Tabla Científica de la Nueva Medicina, contraportadapág. 3 arriba a la izquierda, Editorial Amici di Dirk

comportan de forma totalmente contraria: en la fase de conflicto activo reaccionan con una citólisis y en la fase de reparación con un crecimiento celular de recuperación.

Algunos órganos presentan partes de diferentes cotiledones, lo cual complica un poco las cosas. Pero es mejor que contemplemos la situación basándonos en nuestro ejemplo del cáncer de mama:

Durante la fase de conflicto activo tuvo lugar en la madre un crecimiento de las células de las glándulas mamarias bajo el control del cerebelo. Durante la fase de reparación el cerebelo reduce nuevamente el tejido sobrante.

Sin embargo, el pecho tiene también partes del tejido del cotiledón exterior, se trata de los conductos que llevan la leche maternal hacia el exterior, hacia los pezones.

Los conductos mamarios representan un contenido de conflicto totalmente diferente. A saber, "me quitaron al niño o a la pareja del pecho", este conflicto lo denominamos conflicto de separación.

Estos conflictos de separación conducen a un "Foco de Hamer" (FH) en la corteza cerebral. (Continuación en pág. 13)

Si la madre hubiera sentido el accidente de esta manera, lo cuál sería absolutamente posible, los conductos mamarios habrían reaccionado con una citólisis en la fase de conflicto activo. En la fase de reparación se formarían nuevamente las capas celulares faltantes. - Esta vez por orden de la corteza cerebral.

Admito que el asunto con los diferentes cotiledones no es fácil de comprender posiblemente; sin embargo, no es necesario comprenderlo. Para eso hay libros e internet.

El mando de los microbios por las diferentes partes del cerebro

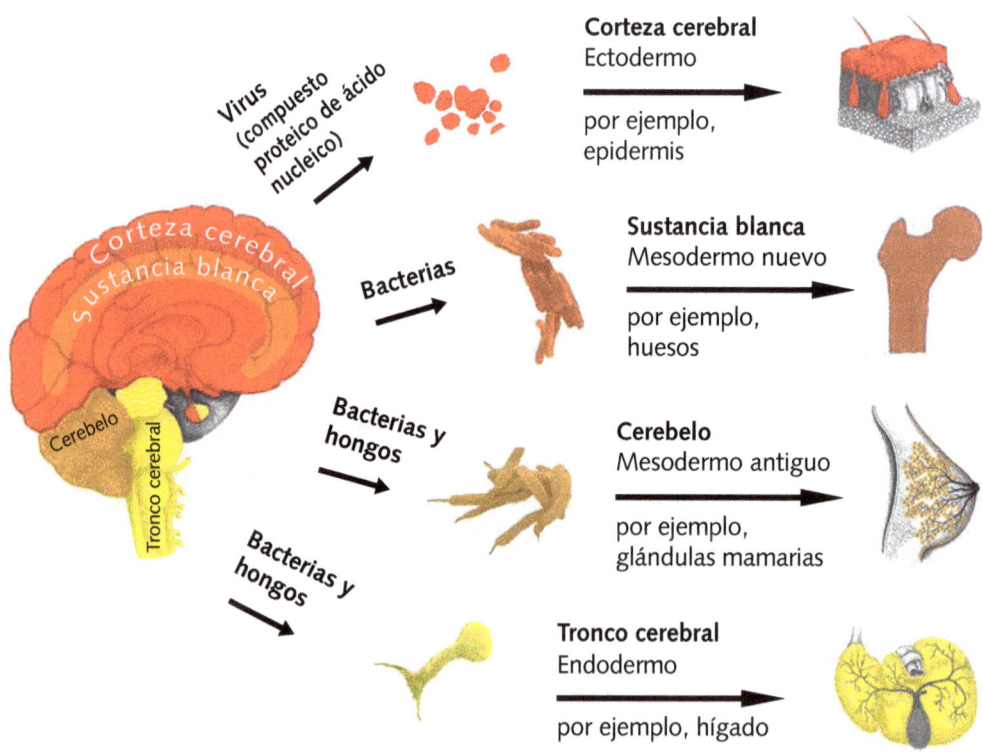

Lo decisivo es: Ahora nosotros sabemos que todos los procesos en el cuerpo tienen lugar de acuerdo con un sistema. Sabemos cuál conflicto afecta a cuál región cerebral y cuál órgano, sabemos además exactamente qué ocurre ahí.

Sabemos, por ejemplo, que un „Conflicto de estoy harto(a)" („…¡ésto me apesta!") conduce a un FH en la corteza cerebral y a una citólisis en la mucosa nasal durante la fase de conflicto activo. En la fase de reparación se forman células nuevamente - fase llamada normalmente catarro.

El „conflicto intelectual de descenso de autoestima" („¡Soy muy estúpido(a) para este trabajo!") conduce a un FH en el cuerpo medular del cerebro y a una citólisis en la columna cervical. En la fase de reparación se forma nuevamente sustancia ósea (= dolores de nuca).

4. LEY NATURAL BIOLÓGICA[4]
EL SISTEMA CONDICIONADO EVOLUTIVAMENTE DE LOS MICROBIOS

En la medicina convencional se distinguen los microbios en "buenos" (por ejemplo, bacterias del intestino, flora bucal y vaginal) y "malos" (por ejemplo, bacterias tuberculosas).

Se pensaba que los "malos" causaban numerosas enfermedades. Estas enfermedades se denominaban "enfermedades infecciosas". En el lugar afectado por numerosas "enfermedades" se encontraban realmente hongos o bacterias, lo cual condujo a este grave error.

Comparemos con el cuerpo de bomberos. Alguien analiza la causa de los grandes incendios:

"He evaluado todos los grandes incendios que han tenido lugar en las últimas décadas. El resultado es inequívoco. En cada incendio estaban presentes los vehículos de los bomberos, sin excepción. Por lo tanto, estos vehículos son la causa de los incendios" Obviamente que esta deducción es absurda. Todos sabemos que el cuerpo de bomberos no es la causa de los incendios sino que los extingue. Ésta es la función de los hongos, bacterias y virus (enlaces proteínicos del ácido nucleico). Ellos no son la causa de la enfermedad sino que optimizan la curación. Los microbios son nuestros fieles acompañantes hace ya millones de años. Nosotros convivimos con ellos en una simbiosis perfecta, nuestro cerebro y nuestro cuerpo cuentan con ellos. El cerebro les da las órdenes para que ejecuten determinadas "operaciones". Nuestros pequeños microcirujanos reducen o aumentan el tejido afectado solamente en la fase de reparación: Los hongos y sus bacterias, nuestros acompañantes más antiguos, se encargan de eliminar el tejido sobrante del cotiledón interior, bajo las órdenes del tronco cerebral (por ejemplo, el hongo candida en el intestino, el hongo soor en la boca). El sudor nocturno es una señal inequívoca de que están en acción.

En las bacterias existen las más diversas especies

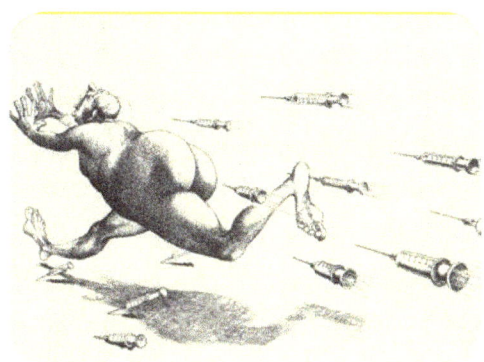

y cada bacteria tiene su "especialidad", como por ejemplo, la especialidad de los gonococos es el tracto urogenital o bien las bacterias

---
[4] Explicación breve y sencilla del CÁNCER y de todas las así llamadas enfermedades, por Dr. med. Mag. theol. Ryke Geerd Hamer, pág. 74 ss, Editorial Amici di Dirk 2004, ISBN 84-96127-13-3

corineformes especialistas de la faringe.

Una parte de ellas está controlada por el cerebelo y elimina tejidos (por ejemplo, tumor del pecho), la otra parte está controlada por el cuerpo medular del cerebro y prolifera el tejido (por ejemplo, cartílago, hueso).

El cerebro, la parte cerebral más joven, trabaja probablemente (aún no se ha investigado lo suficiente) junto con pequeñísimos enlaces proteínicos de ácido nucleico (los así llamados virus) a fin de complementar durante la fase de reparación el tejido faltante (por ejemplo, bronquios, epidermis, mucosa bucal).

Los microbios son elementos importantes en el ciclo de regulación de la Naturaleza. En vez de combatirlos deberíamos "fortalecerlos y cuidarlos".

Según las 5 Leyes Biológicas de la Naturaleza, las vacunas no sólo son inútiles (porque no tienen efecto alguno), independientemente de para cuál "enfermedad" son, sino que son extremadamente dañinas debido a sus sustancias adicionales tóxicas (fenol, formaldehído, compuestos de mercurio y aluminio, nanopartículas y otras).

Por ejemplo, si faltan las bacterias de hongos porque se han exterminado mediante antibióticos, no es posible eliminar el tejido sobrante.

El cuerpo tiene que recurrir a otros medios: Envuelve el tumor mediante una cápsula de tejido conjuntivo y lo desconecta del metabolismo.

La radiografía del pecho nos muestra un nodo viejo calcificado que anteriormente eran células de un SBS que producían leche maternal activamente.

Ciertamente que la Naturaleza no ha planeado que en pocas horas nos "sumerjamos" (viaje largo) en un mundo de microbios nuevo para nuestro cuerpo. Ésto puede causar problemas. (A un ciervo jamás se le ocurriría hacer vacaciones en la selva tropical de Brasil).

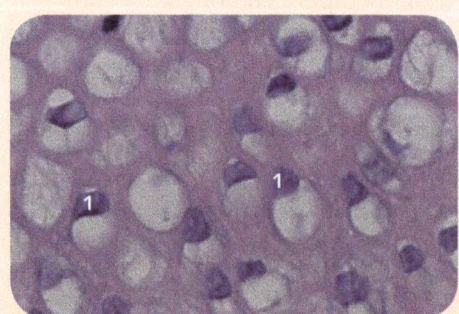
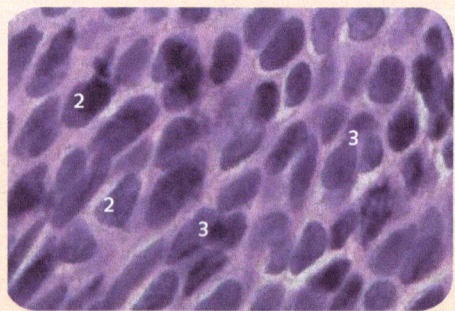

Ambas imágenes muestran el raspado del cuello uterino de dos mujeres distintas (aumentados 400 veces). Arriba vemos las células que tienen aproximadamente el mismo tamaño y los núcleos pálidos de tamaño normal pequeño (1).
Tan sólo pocas células se dividen = es un tejido que no crece.
Diagnóstico de la MC: "Benigno y normal"

Esta imagen muestra células cuyos núcleos han aumentado mucho su tamaño (2). La parte oscura del preparado indica que ahí ha aumentado el metabolismo. Hay células que se dividen (3). En total son señales inequívocas de un tejido creciente.
Diagnóstico de la MC: "Maligno".
Diagnóstico de la Nueva Medicina: Fase de reparación de una pérdida de territorio de una mujer.

5. LEY NATURAL BIOLÓGICA[5]
EL SENTIDO DE LAS "ENFERMEDADES"

Programa especial biológico significativo - esta denominación indica el sentido:
Toda enfermedad tiene un sentido determinado. La comprensión del sentido concreto de las enfermedades es el obsequio más bello que nos ha dado la Nueva Medicina. Es comparable con la felicidad de una persona ciega que de súbito puede ver nuevamente.
Antes cuando uno buscaba el sentido de una enfermedad, se pensaba que era un castigo de Dios o cualquier otra cosa.
La medicina convencional no perdía tiempo reflexionando sino que consideraba que el hombre era sólo un saco lleno de elementos químicos, un producto casual y que por lo tanto era **propenso a errores**.
Sólo con las 5 Leyes Naturales Biológicas hemos podido reconocer que la Madre Naturaleza siempre ha tenido buenas intenciones con nosotros y que **todo tiene su perfecto orden**. Estos SBSs son muy antiguos y su función se ha demostrado millones de veces. Los SBSs comienzan solamente cuando
algo nos enfrenta desprevenidos con situaciones excepcionales.

¿„Benigno" o „Maligno"?

La medicina convencional (MC) clasifica un tumor de "benigno" o "maligno" de acuerdo con varios criterios. La decisión se basa no sólo en el tamaño, apariencia y comportamiento de crecimiento del tumor sino que sobretodo en el hallazgo microscópico (biopsia):
Si en el examen microscópico se observan numerosas células colorables oscuras de diferentes tamaños y células cuyos núcleos han aumentado de tamaño, el diagnóstico será "tumor maligno" (véase la figura a la derecha, en la página anterior).
Explicación: El crecimiento del tejido funciona en el cuerpo siempre de la misma manera:

Primero se hincha la célula. Se reproduce el núcleo y los otros componentes de la célula.
Poco antes de dividirse, el tamaño de la célula casi se ha duplicado. Ahora se estrecha en el centro y se divide. - Es decir, en vez de una célula tenemos ahora dos células. Llama la atención que el tamaño del núcleo de los "retoños" es mayor en comparación con el resto de la masa celular.
Aquí sería más correcto hablar de un "tejido creciente" en vez de un "tumor maligno". En la medicina convencional el límite entre "benigno" y "maligno" dista mucho de ser inequívoco.
El diagnóstico de los histólogos es a menudo contradictorio. - Sobretodo cuando el crecimiento del tejido ha recién comenzado o bien cuando casi ya ha terminado.
Hasta ahora no habíamos comprendido la causa del súbito crecimiento del tejido. Creíamos que se trataba de un "error de la Naturaleza" y lo denominábamos "maligno". Las 5 Leyes Naturales Biológicas nos enseñan que el tejido no "comienza simplemente a crecer" sino que el crecimiento
sigue unas reglas exactas y comprensibles. Se trata siempre de un Programa Especial Biológico Significativo (SBS) controlado por el cerebro.
Si observamos bajo el microscopio el tejido de un embrio o el tejido de una herida en curación, la MC tendría que clasificarlos de "malignos": El aumento del tamañode las células y núcleos indican un vivaz crecimiento del tejido.
No hay diferencia alguna entre el tejido conjuntivo de un hueso que está curando una fractura y un tejido óseo canceroso. Es decir, aquí se trata de la fase de reparación de un conflicto de descenso de autoestima > crecimiento celular.
Otro ejemplo:
Durante el embarazo aumenta el tamaño de los pechos de la mujer, porque durante este período aumenta la cantidad de células de

---

[5] Explicación breve y sencilla del CÁNCER y de todas las así llamadas ENFERMEDADES, por Dr. med. Mag. theol. Ryke Geerd Hamer, pág. 78 ss, Editorial Amici di Dirk 2004, ISBN 84-96127-13-3

las glándulas mamarias. - Aquí los histólogos también podrían diagnosticar un "tumor canceroso maligno".

Exactamente el mismo hallazgo en una mujer que padece de un conflicto activo de preocupación ("tumor maligno de mamas"). Aquí también tenemos un tejido creciente de las glándulas mamarias. Una vez solucionado el conflicto de preocupación, finaliza la reproducción de las células. El diagnóstico durante esta fase es: tumor benigno de las mamas. Y se agrega: „... has tenido mucha suerte".

¿Cuál es la razón significativa del crecimiento del tejido de las glándulas mamarias (= cáncer de mamas) de una joven madre?

Las glándulas mamarias más grandes producen más leche materna. Este aumento de leche materna está a disposición del niño adicionalmente. La Madre Naturaleza desea que el niño sane rápidamente, por éso pone a disposición más alimento. El tumor crece mientras dure el conflicto. Es decir, el niño puede "alimentarse a su gusto y necesidad" para poder recuperar rápidamente el desarrollo retrasado por el accidente.

Este SBS muy antiguo tenía un importante sentido para los pueblos indígenas. La mujer le daba el pecho incluso a la pareja cuando él se enfermaba. Hoy en día es algo inconcebible, sin embargo a la Naturaleza no le interesa cuán "moderna" (en realidad cuán alejada de la Naturaleza) es nuestra vida actual.

¿Qué sentido tiene el cáncer del intestino?

„Hasta el día de hoy no he podido digerir éso." – Ese dicho popular nos indica como siempre de qué se trata: Se trata de un "disgusto no digerible" o de un "disgusto asqueroso, insidioso". Por ejemplo, una persona deposita una gran suma de dinero en manos de un asesor financiero. De repente se da cuenta de que ese dinero ya está perdido. Lo estafaron. Inmediatamente el intestino grueso comienza a reproducir células. La finalidad de las **células intestinales adicionales es aprovechar y absorber de mejor forma los alimentos**, mientras dure el conflicto.

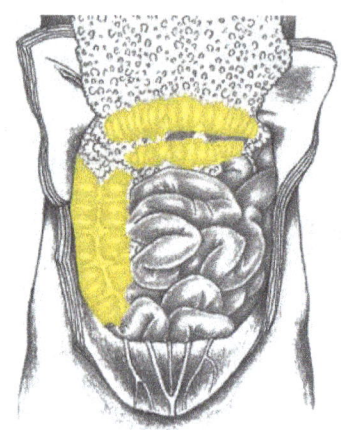

El cerebro transmite el conflicto de "no poder digerir la presa de dinero" automáticamente al intestino, ya que éste es el lugar donde se digiere la "presa de dinero".

¿Qué sentido tiene el cáncer del testículo?

En las gónadas tiene lugar un crecimiento celular cuando un hombre ha superado un "conflicto de pérdida", causado por ejemplo, por el fallecimiento del hijo o de la esposa, la hija se muda para siempre a otra ciudad, atropellan a su gato tan querido, etc.

Durante la fase de conflicto activo se reducen

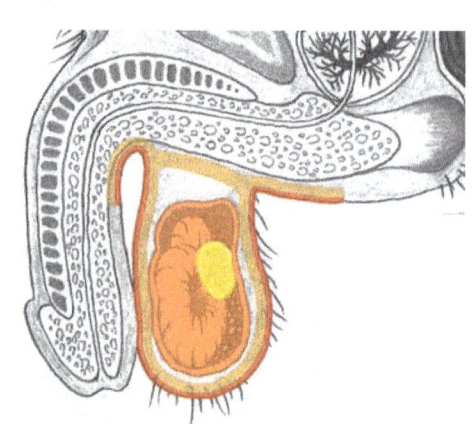

las células; se trata prácticamente de un "movimiento inicial" de la fase de reparación durante la cuál se producen células testiculares, incluso una mayor cantidad que antes. Y ése es exactamente el sentido: El testículo de mayor tamaño produce más testosterona (la hormona sexual masculina) y más esperma. Este aluvión de testosterona aumenta el deseo sexual del hombre y la mayor cantidad de esperma se usa **para reemplazar rápidamente la pérdida**. Es necesario aceptar que la Naturaleza no diferencia entre la pérdida de un gato y del propio hijo, si los sentimientos son similares en ambos casos. Si queremos tanto a un gatito y su pérdida nos afecta de tal modo, se iniciará este antiguo programa para favorecer la procreación rápida de un (propio) retoño.

La contraparte femenina sería el cáncer del ovario. Una vez que la mujer ha solucionado el conflicto de pérdida, aumenta el tamaño del ovario causando el aluvión de estrógeno. En este período ella necesita mucho amor y está mucho más receptiva. Además se vé más joven.
- Esas son las condiciones ideales para que ella quede embarazada. La Naturaleza quiere aquí también que ella pueda reemplazar lo más pronto posible su retoño perdido.

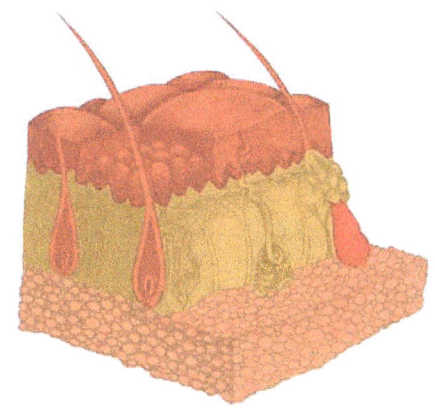

La dermatitis (por ejemplo, neurodermitis) señaliza que un „conflicto de separación" está superado. El sentido biológico de este SBS está en la fase de conflicto activo que generalmente no se siente porque los síntomas son apenas visibles.

Si nosotros sufrimos intensamente, por ejemplo, porque se ha interrumpido el contacto con una persona querida, la piel comienza a entumecerse y se pone escamosa exactamente en el lugar en que anhelamos el contacto. Está en marcha la citólisis. Al mismo tiempo se restringe nuestra memoria a corto plazo. - El sentido del entumecimiento es **suprimir el recuerdo del contacto que uno extraña**.

El precio de la ayuda especial de la Naturaleza lo pagamos en la fase de reparación: La piel se regenera ahora bajo un enrojecimiento, hinchazón y picazón. Este proceso de reparación se denomina neurodermitis.

Si esta dermatitis se repite constantemente, significa que el conflicto de separación tiene lugar una y otra vez. Pero también es posible que las circunstancias acompañantes del conflicto (olores, personas, alimentos, música...) nos recuerden la situación una y otra vez. Estos así llamados "canales" reinician cada vez el SBS (= alergia).

Los dolores en el aparato motor tienen la función de tranquilizar al ser viviente afectado: De forma similar a la de un coche que debe estar parado (en reposo) para poder repararlo, los huesos, cartílagos, tendones pueden curarse solamente en reposo.

En el caso del hueso, bajo el periostio tiene lugar un vivaz metabolismo (inflamación).

Los dolores desaparecen una vez que el tejido se ha regenerado nuevamente.

Después del SBS el hueso queda incluso **más robusto que antes** ("grupo de lujo").

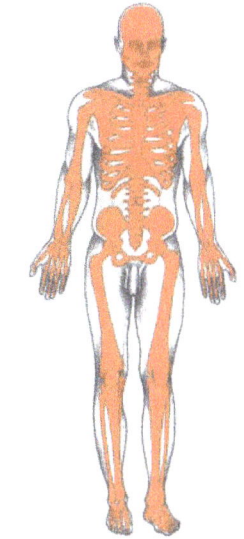

Cáncer de bronquios

Aquí el sentido biológico se encuentra también en la fase del conflicto activo. Si un ser viviente sufre de un "conflicto de temor territorial" (por ejemplo, un jefe de sección teme que un colega muy trabajador le quite su puesto en la empresa, o bien en un matrimonio la madre del marido se muda para vivir en su casa y se entromete constantemente en los asuntos de la nuera), se inicia un SBS con citólisis en la mucosa bronquial.

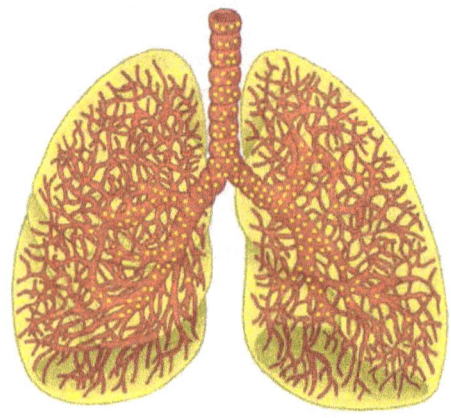

Esto causa un aumento de la sección transversal de los bronquios cuya resultado es una **mejor respiración**.

Éste es exactamente el sentido, ya que puedo expulsar el rival de mi territorio solamente con un esfuerzo extraordinariamente grande.

El precio de este aumento de fuerza a corto plazo lo pagamos como siempre en la fase de reparación con una bronquitis (conflicto leve) o con un cáncer bronquial (conflicto grave) = inflamación e hinchazón durante la recuperación de la mucosa.

„Metástasis"

Una de las numerosas suposiciones de la medicina convencional es la existencia de las metástasis. La creencia de la MC es que las células cancerosas de un tumor se depositan en algún lugar de otro órgano.

El hecho es que hasta ahora no se ha encontrado ni comprobado célula cancerosa alguna en una gota de sangre arterial.

Tratándose de donadores de sangre y del peligro de un contagio, desde el punto de vista médico debería ser lo más natural del mundo examinar antes la sangre por si contiene células cancerosas, sin embargo, ese examen no se hace.

Consulte usted a su médico porqué no se hace ese examen. - Las respuestas que uno recibe son muy diversas, por no decir osadas.

¿Pero qué son entonces las metástasis, si ellas no existen?

Estas así llamadas células filiales son cánceres nuevos causados por el shock de la medicina convencional que diagnostica la muerte y por el shock de un pronóstico del tipo:

"Lo siento mucho, hemos descubierto un tumor maligno en su pecho".

Si a alguien que no conoce las 5 Leyes Naturales Biológicas le presentan un diagnóstico así, es como si le cayera un rayo. Es decir, el diagnóstico le ha causado otro conflicto más. La mayoría de la gente no podría imaginarse algo peor.

Cuando la paciente siente en este momento, por ejemplo, un miedo de morir, se inicia inmediatamente un nuevo SBS.

Un "conflicto de miedo mortal" causa una proliferación de las células alveolares.

Unas semanas más tarde se le diagnostican los así llamados focos pulmonares redondos (= cáncer pulmonar). Mediante este SBS el cuerpo trata de mejorar el intercambio de oxígeno utilizando para este efecto las células alveolares adicionales. Es decir, el cuerpo combina el miedo mortal con la escasez de aire.

Posiblemente, la mujer sienta también al mismo tiempo un "conflicto de descenso de autoestima":

„Sin pecho ya no tengo valor como mujer." – En este caso, comienza un SBS en la columna torácica o en las costillas denominado por la medicina convencional cáncer de hueso.

Ahora sabemos también porqué es tan raro que los animales tengan "metástasis" (correcto sería llamarlas segundo cáncer).

Afortunadamente el perro no entiende cuando el veterinario le dice a su dueño: „Su perro tiene

cáncer ...." – Fido mueve la cola feliz que el examen ya terminó. Por esta razón, Fido no tiene conflicto alguno que podría conducir a un segundo cáncer.

Terapia

En primer lugar el paciente debe comprender las relaciones y en caso dado, será necesario explicárselas.

Lo más importante para el afectado es comprender lo que ocurre en el cuerpo. Los obstáculos más grandes que impiden la curación son el temor y el pánico.

Es posible soportar los más grandes dolores, si se sabe que corresponden a la fase de curación, que son transitorios y que tienen un sentido. Todas aquellas medidas que fortalecen la moral y el potencial de autocuración del cuerpo son recomendables. Debido a que la mayoría de los síntomas aparecen en la fase de curación, a menudo es innecesaria una terapia.

No se rechazan de principio las operaciones ni los medicamentos (excepto la quimioterapia). Obviamente que la medicina moderna aplicada para tratar accidentes también es absolutamente recomendable. Recomendable es también una intervención quirúrgica, por ejemplo, para tratar una oclusión intestinal o bien para extirpar un tumor que ejerce presión sobre otros órganos porque es demasiado grande (aplicar el sentido común). La operación de las cataratas es también recomendable igual que la aplicación de una cadera artificial en casos en que no funciona la solución del conflicto y se han agotado todas las otras posibilidades.

Obviamente que también puede aplicarse la completa gama de posibilidades de la medicina natural. No en vano está a disposición de todos nosotros la "farmacia de Dios" (por ejemplo, hierbas, agua, luz/sol, vitaminas, minerales, homeopatía).

El Prof. Charles Mathe, médico francés especialista en cáncer señala:

"Si yo me enfermara de cáncer, en ningún caso me iría a un centro oncológico convencional. Los únicos pacientes cancerosos que tienen posibilidades de sobrevivir se mantienen alejados de esos centros."

¿Porqué fallecen cada vez más pacientes cancerosos?

• Exámenes médicos: Cito al fallecido médico austríaco Dr. Roithinger:

„Los exámenes médicos constituyen la última posibilidad de introducir a una persona sana en el sistema sanitario". Él mencionó también en este sentido una „Redada policial computerizada".

Ejemplo de un examen médico por cáncer de mama: Prácticamente todas las mujeres tienen durante su vida uno que otro pequeño nodo en el pecho. Antes nadie se interesaba por ellos y nadie hacía un drama por eso. Hoy en día se palpa los pechos todos los años y en caso dado se hace una radiografía y una biopsia. > Muchas mujeres sanas se convierten de un día al otro en pacientes con cáncer. El diagnóstico les causa un shock y se entregan temerosamente y por completo con grandes esperanzas a las terapias de la medicina convencional, terapias que a veces son mortales.

• Cualquier detalle debe ser aclarado inmediatamente, quién busca encuentra. Es necesario establecer un diagnóstico exacto. Un ejemplo: Antes el médico de cabecera mandaba guardar cama por una semana al paciente con dolores de cabeza, visión doble y mareos. Hoy debe aclararse inmediatamente la causa; es decir se envía al paciente al radiólogo, se hace una TC para buscar la causa. El diagnóstico resultante es a menudo "tumor cerebral"

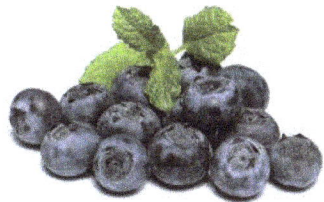

(mortalidad aprox. 98%).

• Nuestra vida se aleja cada vez más de la „Naturaleza" y cada vez estamos más enfermos: Estrés permanente en la „vida cotidiana", intoxicaciones artificiales (celulares, TV), alimentos industriales, vacunas, chemtrails, electrosmog, (por ejemplo, el celular, HAARP), venenos en el agua (hormonas, flúor, cloro), medicamentos (por ejemplo, antibióticos = mini-quimioterapia), venenos en los productos cosméticos y muchos más.

¿Sobreviven todos los pacientes con la Nueva Medicina?

No, la Nueva Medicina no es una garantía de sobrevivencia. Más bien debemos aceptar que vivimos "en el ámbito" de las 5 Leyes Naturales Biológicas y es inevitable que también muramos dentro de este ámbito. La finalidad es comprender tanto el estar sanos como el estar enfermos y a menudo no tenemos otra alternativa que comprender que una persona se encuentra en la última etapa de su vida. Una persona puede fallecer por razones biológicas cuando un conflicto es demasiado grande o un conflicto se repite constantemente.

Visto desde una perspectiva más amplia todos fallecemos algún día y cuando a alguien le llegó su hora, no hay medicina que puede ayudar, hay que aceptar el destino.

Desafortunadamente aquí se aplican dos medidas diferentes: Si tan sólo una persona fallece por aplicarse la Nueva Medicina, el comentario es: „Es un escándalo, la persona podría seguir viviendo si hubiera ignorado esos disparates." y los numerosos fallecimientos que tienen lugar bajo la medicina convencional se comentan con: „Hicimos lo posible, pero no había salvación alguna."

¿Qué puedo hacer yo como afectado?

Para comenzar hay que estudiar las relaciones biológicas (por ejemplo, internet, libros, conferencias, seminarios). Con estos conocimientos tratamos ahora de encontrar los conflictos, los canales de conflictos, dogmas y caracterizaciones causantes. Con esto ya tenemos hecha la mitad del camino hacia el éxito.

Una vez encontrada la causa del conflicto activo o del conflicto recurrente, tratamos de cambiar la vida interior y si fuera posible llevamos a cabo un cambio concreto de la situación. Sin embargo, para ésto no hay recetas mágicas. Si no podemos seguir ayudándonos nosotros mismos, es recomendable consultar a un terapeuta, ya que a menudo todo se vé más claro desde la distancia (es como si nos sacáramos las anteojeras que llevábamos).

Si ya nos encontramos en la fase de reparación de un caso leve, basta con esperar. Pero a veces eso no es suficiente, entonces necesitamos la ayuda de la medicina natural o de partes de la medicina convencional.

Ideal es obviamente familiarizarse con las 5 Leyes Naturales Biológicas **antes** de enfermarnos, porque así el shock del diagnóstico y del pronóstico no nos afecta tanto permitiéndonos así mantener la calma para tomar la importante decisión sobre cuál terapia vamos a aplicar.

Ciertamente que nadie es inmune a los conflictos biológicos. Hay acontecimientos en la vida que nos pillan desprevenidos y algunos de ellos son muy difíciles de superar.

El mantener siempre la calma es naturalmente una actitud positiva. Sin embargo, todos tenemos nuestros "lados débiles" con los que nos identificamos y ante los cuáles no podemos mantener la calma. En estos lados tienen lugar la mayoría de nuestros conflictos.

Palabras finales

Para mí es indudable que el conocimiento de las 5 Leyes Naturales Biológicas va a revolucionar la medicina. La pregunta es cuánto tiempo va a transcurrir hasta que el cartel de los medios de la industria farmacéutica y hasta que el cartel del dinero y de la masonería ya no pueda impedir más este cambio social.

Desafortunadamente a la discusión sobre la Nueva Medicina le falta la objetividad. Y los duros ataques del Dr. Hamer contra la medicina convencional tampoco han contribuido a lograr objetividad. Por el contrario, los ataques han desalentado a numerosas personas interesadas. Ya es hora de enterrar el hacha de guerra, ya que son los pacientes quienes sufren las consecuencias. Con toda seguridad estos pacientes van a perdonar a sus médicos que han reconocido no haber conocido esas leyes. Muchos médicos anhelan también una nueva era: Anhelan poder tratar a sus pacientes como un ente completo, como una unidad formada por el alma, la psique y el cuerpo. Anhelan un tiempo en que ya no necesiten más resistir los tentadores ofrecimientos de la industria farmacéutica.

Ahora quiero abrir más el abanico:

La Nueva Medicina es maravillosa porque coloca a la medicina sobre un sólido fundamento de manera que por primera vez puede decirse que es una ciencia. Sin embargo, no nos dejemos deslumbrar por el análisis de conflictos, por los Focos de Hamer, por el aumento o reducción celulares, nunca olvidemos lo más importante, lo más curativo y lo más simple:

El amor cura todas la heridas.

Combinemos entonces la Nueva Medicina con el amor, con el apego a Dios, la alegría, compasión y gratitud. Combinemos este conocimiento biológico con el conocimiento sobre la energía que nos da la familia (Descodificación Biológica, Bert Hellinger) y con los mensajes de los maestros espirituales, con los principios espirituales, con la esencia de todas las religiones.

Tendamos un puente hacia otras formas terapéuticas. Prácticamente todas ofrecen algo valioso y casi todas se justifican.

Solamente después podrá desenvolver la Nueva Medicina su completo potencial.

Bibliografía

• **Las Causas Psíquicas de la Enfermedades** según las 5 Leyes Naturales Biológicas. Es una enciclopedia para terapeutas y pacientes incluyendo 500 casos ejemplares, escrito por Björn Eybl, el autor del presente librillo. Es una obra de referencia fácil de comprender que está subdividida según los órganos incluyendo ilustraciones en 4 colores, 352 páginas, 33-1/3 Publishing Company, United States, editorial 2018. Es el libro más leído, una obra estándar de la Nueva Medicina. Ediciones actualizadas permanentemente.

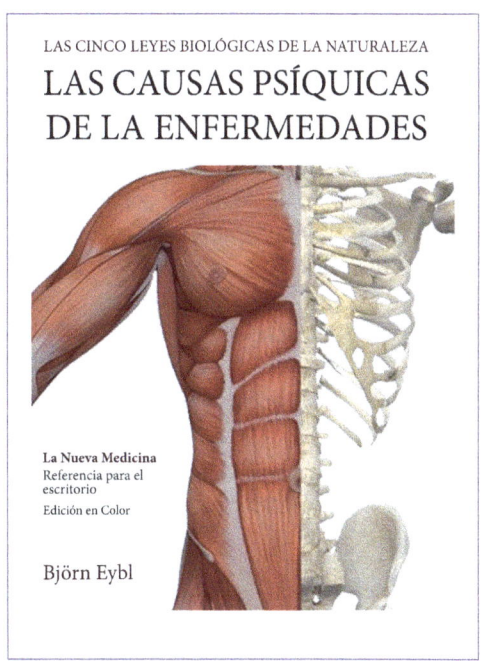

Autor responsable del contenido: Björn Eybl, Au bei der Traun, A-4623 Gunskirchen

Extracto de la 5 Leyes Naturales Biológicas

El conocido periodista médico Schmidsberger señala:
"¡Si el Dr. Hamer tiene razón, los libros de la medicina convencional no tienen más valor que el papel en que están escritos!"

Las Cinco Leyes Biológicas de la Naturaleza: Una Nueva Medicina, se trata de la introducción a las cinco leyes biológicas de la naturaleza, tal como las ha descubierto y sistematizado el renombrado y respetado facultativo alemán, Dr. Ryke Geerd Hamer, M.D. Es un resumen de los principios básicos de esta medicina y proporciona al lector una base bien fundamentada para la comprensión del estudio de la "Germanic New Medicine®", como se delinea en la completa obra y libro de referencia "The Psychic Roots of Disease".

El estudio de las Cinco Leyes Biológicas de la Naturaleza da acceso a una forma totalmente nueva de contemplación de la salud y de las enfermedades. Es una materia esencial para todos los médicos especializados, médicos de cabecera, terapistas, naturópatas profesionales, médicos clínicos y pacientes que desean comprender la base de nuestra salud, la biogenealogía y las enfermedades así como la relación entre el cerebro, los órganos y la psique.

"The Psychic Roots of Disease" ha tenido muy buena aceptación general y ha llegado a ser una obra muy popular entre los médicos europeos, los institutos biogenealógicos, científicos y de salud, con más de 47 mil copias vendidas. La obra ha sido traducida a siete idiomas. El libro es útil también como referencia de propia ayuda tanto para personas conscientes de su salud como también para personas interesadas en la materia.

El autor, Björn Eybl, naturópata y fisioterapeuta, ha tenido una consulta privada en Austria durante más de 25 años. Su dedicación, su foco, su convicción y su entendimiento de las Cinco Leyes Biológicas de la Naturaleza le han permitido escribir un libro de referencia excelente, bien configurado, fácil de leer y comprender para médicos especializados, científicos investigadores y para cualquiera persona interesada en tomar el control de su propia salud, bienestar y longevidad.

www.ingramcontent.com/pod-product-compliance
Lightning Source LLC
Chambersburg PA
CBHW071729020426
42333CB00017B/2454